LE CHOLÉRA-MORBUS,

PAR

L'AUTEUR DES VÉRIDIQUES.

—∞◦✦◦∞—

PRIX : 60 CENTIMES.

—∞◦✦◦∞—

MARSEILLE.

TYP. ET LITH. BARLATIER-FEISSAT ET DEMONCHY,

PLACE ROYALE, 7 A.

—

1854.

LE CHOLÉRA-MORBUS,

PAR

L'AUTEUR DES VÉRIDIQUES.

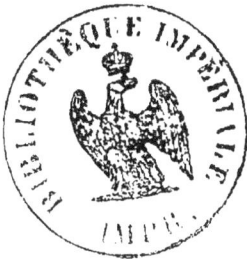

———∘∘⊰⊱∘∘———

PRIX : 60 CENTIMES.

———∘∘⊰⊱∘∘———

MARSEILLE.

TYP. ET LITH. BARLATIER-FEISSAT ET DEMONCHY,
PLACE ROYALE, 7 A.

—

1854.

C.

LE CHOLÉRA-MORBUS.

Un hibou ténébreux plane sur nos demeures,
L'homme compte ses jours et mesure ses heures,
Il arrête sa course au milieu du chemin ;
Il tremble ; — il n'ose plus espérer à demain !
Demain !!! — Mais le hibou dans son vol homicide
Empeste les cités de son souffle putride,
Son cri remplit les cœurs d'épouvante et de deuil !!
C'est l'oiseau de la mort ; — c'est l'hôte du cercueil.

Le nom seul de ce monstre accouplement terrible,
Est formé de deux mots d'un assemblage horrible,
Syllabes exprimant la colère de Dieu
Et l'implacable mort qu'il répand en tout lieu....

L'écrirai-je , ce nom. — Dans mon âme craintive,
J'éprouve je ne sais quelle peur instinctive ;
A sa seule pensée, un indicible émoi
Semble arrêter ma main et me glace d'effroi,
Ma plume se refuse à tracer dans ces lignes
Ses caractères noirs et ses lugubres signes.
Le courage me manque, — et je cherche à bannir
De ce nom effrayant même le souvenir......

Mais que vois-je ? le ciel s'obscurcit, — un nuage
Se condense dans l'air précurseur de l'orage,
Les timides oiseaux se cachent dans les bois,
La craintive hirondelle abandonne nos toits,
L'habitant des cités a déserté la rue,
Le laboureur aux champs dételle sa charrue,
Le berger fait rentrer ses brebis au bercail : —
La peur fait tout cesser, la joie et le travail !

Le nuage s'étend, la nuit devient profonde,
On dirait qu'un long crêpe enveloppe le monde,
Tout-à-coup on entend un cri , — ce cri pareil
Au râle d'un mourant. — Un rayon de soleil
Perce dans le nuage — et l'on voit , ô prodige !
Un signe ténébreux, un noir hibou, — que dis-je,

Le spectre de la mort et tous ses attributs !...
Et l'écho répéta : — LE CHOLÉRA-MORBUS.

A ce terrible nom, la frayeur saisit l'homme
Sous les lambris dorés et sous les toits de chaume,
Tout s'enfuit. — Tel on voit les petits passereaux,
Quitter avec terreur leurs paisibles rameaux,
Interrompre leurs chants, ou d'amour, ou de joie,
Sitôt que sur leur nid plane un oiseau de proie ;
Et tel on voit aussi s'enfuir d'une cité
Devant l'affreux hibou le monde épouvanté.

Tout s'enfuit. — Mais hélas ! sur quel mont qu'il s'arrête
L'homme aperçoit toujours le monstre sur sa tête ;
En vain il va chercher le plus obscur réduit,
Il le voit, il l'entend où la peur le conduit....
Rien ne peut le cacher à l'œil qui le menace,
Des Alpes vainement il affronte la glace,
Vainement pour le fuir il traverse les mers
Le monstre le poursuit toujours du haut des airs.

Et quand las de courir un instant il sommeille,
Un affreux cauchemar en sursaut le réveille ;
Il voit l'oiseau de mort et tous ses attributs,
Il n'entend que ce cri : — LE CHOLÉRA-MORBUS.

La voyez-vous passer la hideuse figure
Étendant sur nos fronts son immense envergure,
Voyez son froid sourire et son regard de feu,
C'est-elle, — c'est la mort, — C'EST LE FLÉAU DE DIEU.

C'est le fléau de Dieu, — c'est le doigt de justice.
Trop long-temps on a vu le triomphe du vice;
Oui trop long-temps l'impie a nié le Très-Haut,
Trop long-temps le méchant a porté le front haut :
Le Dieu vengeur enfin frappe l'homme en ses crimes,
D'un bout du monde à l'autre il choisit ses victimes;
Las des iniquités de ce vieil univers,
Son doigt s'appesantit sur cent peuples divers.....

. . . .

. . . .

Hommes, dans vos festins, quand la nappe rougie
Accuse à nos regards la débauche et l'orgie,
Quand prolongeant la nuit vos plaisirs clandestins
Vous noyez dans le punch vos ennuis libertins,
Lorsque vous vous plongez dans toutes les ivresses,
Qu'aux lubriques Laïs vous livrez vos caresses,
Voyez-vous cette main écrivant sur le mur :
Mané — Thécel — Phares ? — Hyéroglyphe obscur.

Cette main, tout-à-coup, ô visions horribles !
Trace encor sur le mur deux mots intelligibles,
La coupe à cet aspect vous échappe des doigts,
Car vous les comprenez ces deux mots, cette fois,
Cette fois la terreur a remplacé l'ivresse,
Vous fuyez ; — mais la main vous poursuivra sans cesse
La sombre vision ne vous quittera plus !!! —
Cette main écrivait : — LE CHOLÉRA-MORBUS.

II.

Le Choléra-Morbus. — Autrefois lorsque l'homme
Fut assez corrompu dans Gomhorre et Sodome,
Lorsque dans ses erreurs et ses égarements,
Il eut bien transgressé tous les commandements ;
Quand il eut oublié dans ses impures fêtes
Les préceptes divins et la loi des prophètes,
Alors le Dieu vengeur, — le Dieu juste, — celui
Qui tonne dans les cieux s'appesantit sur lui,
Son tonnerre éternel alors se fit entendre,
Et le feu réduisit ces deux villes en cendre !!

Tremblez, tremblez aussi Gomhorre de nos jours,
Sur vous, sur vos enfants, le ciel tonne toujours,

Le Déluge punit les hommes d'un autre âge.
Dieu frappe tôt ou tard un peuple qui l'outrage,
Quand la corruption provoque ses fléaux ,
L'un périt par le fer, l'autre au milieu des flots.

Lisez dans le passé , consultez nos annales ;
Quand Rome corrompue allait aux saturnales ;
Quand le peuple , suivant l'exemple des Césars ,
Courait de vice en vice au fond des lupanars ;
Quand le luxe amena la rapine et la fraude ;
Quand l'impudicité fut un crime à la mode ,
Alors celui qui tient la foudre dans sa main
Déchaîna ses fléaux sur le peuple romain ,
Il suscita sur lui la Famine et la Guerre ,
Et ce peuple si grand , si superbe naguère ,
Tomba. — De ses forfaits le ciel s'était lassé ,
Alaric apparut... et Rome avait passé.

L'Afrique était alors plus corrompue encore
Que ne le fut peut-être et Sodome et Gomhorre ;
Là régnait le parjure et l'impudicité ;
Là le peuple abruti dans sa perversité
Ne mettait plus de frein à sa fureur immonde ,
Ses crimes trop long-temps effrayèrent le monde ,

Dieu se lève soudain , et son doigt tout-puissant
De ses iniquités arrête le torrent. . . .

« Tremble, peuple africain , c'est assez de scandales ;
« Vois le fléau de Dieu , — Genséric , — les Vandales.
« Dieu se venge.— Demain au sein de tes remparts
« Les barbares viendront planter leurs étendards. »
Et l'impudique Afrique , ô justice éternelle,
Vit les fléaux de Dieu se déchaîner sur elle ,
Le ciel dans sa colère avait permis cela.

Souvenez-vous aussi du féroce Attila ,
Il allait réduisant les empires en poudre ,
C'est Dieu qui dans sa main avait placé sa foudre.
Il répandit la mort par le fer et le feu
Et le Franc s'écria : — C'EST LE FLÉAU DE DIEU.

Oui le fléau de Dieu paraît à tous les âges :
La Peste dans nos murs étendit ses ravages ,
La Famine , la Guerre et l'Inondation
Nous arracha des cris de désolation.
Dieu fit tonner sur nous ses justes anathèmes ,
Il nous avertissait de rentrer en nous-mêmes ;

Et nul, nul ne comprit la voix de l'Éternel.
L'homme ferma l'oreille et resta criminel.

Ne t'étonne donc pas, homme, qu'en sa justice,
La main du Dieu vengeur sur toi s'appesantisse.
Vois, l'impie a nié toute divinité,
Le Mal dresse le front avec impunité ;
Et la Vertu honnie à peine ose paraître,
Que le Vice en honneur ose la méconnaître.
Les crimes de nos jours ne portent plus ce nom,
Plus encor que le Bien le Mal est en renom.
Par un détour adroit, — un langage subtile,
Un voleur héonté prend le nom d'homme habile.
Avec un peu d'argent ou beaucoup de pouvoir,
On blanchit sans pudeur le coquin le plus noir.
Toutes les passions odieuses et viles
S'étalent sans rougir au milieu de nos villes.
L'homme n'a plus d'honneur, de justice, de foi,
Le veau d'or est son Dieu, — le caprice sa loi.

Et vous ne voulez-pas que le Dieu qu'on provoque,
Frappe de ses fléaux une pareille époque ?
Et vous ne voulez-pas, ô mortels insolents,
Qu'il se venge en un jour des crimes de mille ans !!!

Il se lève, ce Dieu ; — tremble, monde pygmée,
La main qui te combla, contre toi s'est armée,
Dieu vient humilier ton imbécile orgueil,
Changer ton rire en larmes et tes fêtes en deuil.
Ingrat, à ses bontés, — à sa voix insensible
Tu ne le seras pas à son fléau terrible,
Et semblable à Satan par l'archange écrasé
Tu ne lèveras pas ton front cicatrisé ;
Non, tu le laisseras penché dans la poussière,
Et la peur t'aura fait courber ta tête altière...
Oui tremble, — du Très-Haut les tardifs châtiments
Ne sont plus aujourd'hui des avertissements,
C'est la punition rude mais salutaire
Qui doit régénérer les hommes de la terre.

Avant qu'il ait remis le glaive en son fourreau,
Avant qu'il ait éteint les feux de son fléau,
Avant que de mon Dieu la colère épuisée,
A l'aspect de nos maux soit enfin apaisée,
Avant que de nos fronts il détourne sa main,
Je vous le dis : — il faut un sacrifice humain,
Il faut que son courroux nous frappe, — et que la tombe
Soit le livide autel d'une immense hécatombe !

III.

Écoutez, — écoutez, — ne l'entendez-vous pas
L'épouvantable cri , le râle du trépas ?
Déjà la mort partout appelle des victimes,
Et partout les tombeaux ouvrent leurs noirs abîmes...

Ici c'est un enfant ; — c'est un bel enfant blond,
La candeur de son âme est visible à son front,
Il ignorait du mal la perfide science.
C'était un ange encor ; — oui ! c'était l'innocence,
Il était innocent des crimes d'ici bas,
Sa mère le portait radieuse en ses bras,
Quand la mort sans pitié des larmes maternelles,
L'emporte dans le ciel sur ses rapides ailes.

. . . .

Mais écoutez plus loin. — C'est le cri du remord ;
C'est un homme, — un impie en face de la mort ;
Je le vois étendu sans force sur sa couche,
Des mots entrecoupés s'échappent de sa bouche,
Il blasphémait hier, — le fléau vient sur lui,
Et mon Dieu qu'il niait, — il l'implore aujourd'hui.

Il appelle le Christ, — la mort vient à sa place !!
Sur son sein palpitant il sent sa main de glace,
Tout son corps se retire et son œil devient creux,
Le moribond s'endort dans un délire affreux,
Et la mort l'emportant avec un cri de joie,
Dans le fond des enfers précipite sa proie.
Ainsi le doigt de Dieu sans cesse menaçant,
Frappe du même coup l'impie et l'innocent.

———

Je m'arrête, mon cœur est saisi d'épouvante ;
L'univers m'apparaît comme une mer mouvante ;
Un navire égaré vogue vers des récifs,
Passagers et marins poussent des cris plaintifs,
La foudre sourdement gronde dans le nuage,
Tous les bras sont tendus implorant le rivage ;
Tout-à-coup au milieu des cris et des sanglots,
Le navire ébranlé s'abîme dans les flots. . . .

. . . .

Mais un calme trompeur succède à la tempête ;
Le soleil resplendit. — J'entends des chants de fête.
L'humanité renaît à la vie... à l'espoir...

Mais, ô terreur, le Ciel se fait encore noir ;
Le sombre oiseau de mort, — le monstre des ténèbres,
Obscurcit le soleil de ses aîles funèbres.
Une immense rumeur retentit dans les airs...
Le monde épouvanté cherche les lieux déserts,
Mais toujours le hibou sur lui semble descendre,
Mais son cri ténébreux toujours se fait entendre ;
Mais la mort le poursuit et ne le quitte plus,
Et toujours il entend : Le Choléra-Morbus.

AU PEUPLE.

Pardonne si je viens en ces heures d'alarmes,
O peuple ! mélanger du vinaigre à tes larmes,
Et si j'ose, témoin d'un mal universel,
Dans ton cœur ulcéré faire tomber du sel.

J'ai vu dans le réduit obscur de la misère,
Sur l'humide grabas qui lui sert de suaire,
Le cadavre du pauvre attendant un cercueil.

J'ai vu dans le palais où s'étale l'orgueil,
Sur un lit somptueux, — il faut que tout succombe —
Le cadavre du riche attendant une tombe.
Il faut que tout succombe, et Dieu qui retentit,
Tonne bien sur le grand comme sur le petit ;
Le fléau qu'il suscite est juste en ses atteintes.
Pourquoi donc murmurer, — Peuple, — pourquoi ces plaintes ?
Pour égarer ton cœur, pour tromper ta raison,
Il en est qui t'ont dit : — *qu'on répand du poison,*
Que l'horrible fléau qui sur nous se promène,
Est lancé contre toi par une main humaine.
Des monstres niant Dieu voudraient nier aussi
Ce doigt du Tout-Puissant qui frappe sans merci ;
Ils voudraient — exploitant ta cruelle souffrance
T'inspirer de la haine au lieu de l'espérance,
Infiltrer dans ton cœur leur venin et leur fiel
Et te faire insurger contre l'homme et le ciel ;
Et toi — tu les a crus, ces êtres sans entrailles,
Qui prêchent la révolte au chant des funérailles....

O peuple trop crédule — en ces jours d'abandon
Vas en foule implorer le céleste pardon,
Vas au pied des autels, frappe-toi la poitrine,
Et désarme en priant la colère divine....

Oui ! si j'ai réveillé d'émouvantes douleurs ,

Si j'ai peint mes tableaux de lugubres couleurs ;

Ah ! c'est que j'ai voulu qu'un effroi salutaire,

Vint rappeler le ciel aux méchants de la terre.

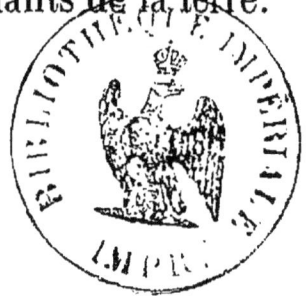

FIN.

OUVRAGES DU MÊME AUTEUR.

MÉLANGES. — Paris 1847, 1 vol. in-8° de 350 pages.

LES VÉRIDIQUES, satires de mœurs. — Lyon 1847.

LE LIVRE DE CEUX QUI SOUFFRENT. — Paris 1848, un vol. in-8° de 120 pages.

SOUVENIRS DES SALONS DE PARIS. — Paris 1849, 1 vol. in-8° de 300 pages.

PARIS MODERNE. — Paris 1849, 1 vol. in-12 de 120 pages.

ŒUVRES D'UN FANTAISISTE. — Paris 1853, 2 vol. in-8° de 350 pages.

Pour paraître successivement.

L'ANTECHRIST. — Brochure in-8° de 16 pages.

MISÉRICORDE. — Brochure in-8° de 16 pages.

www.ingramcontent.com/pod-product-compliance
Lightning Source LLC
Chambersburg PA
CBHW050451210326
41520CB00019B/6171